DE

L'ANALGÉSIE

PAR

LES INJECTIONS SOUS-ARACHNOÏDIENNES DE COCAÏNE

APPLICATION A LA CHIRURGIE DES VOIES URINAIRES

PAR

Le Dr Eugène SALMON

ANCIEN EXTERNE DES HOPITAUX DE PARIS
MÉDAILLE DE BRONZE DE L'ASSISTANCE PUBLIQUE

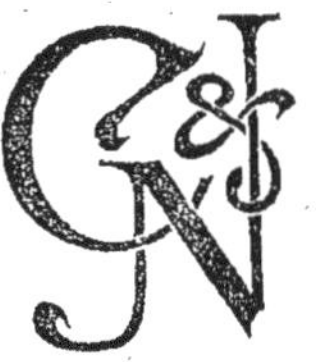

PARIS
GEORGES CARRÉ ET C. NAUD, ÉDITEURS
3, RUE RACINE, 3

1900

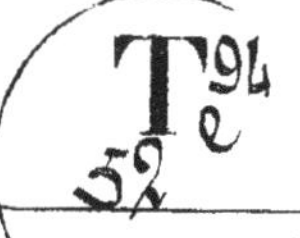

DE

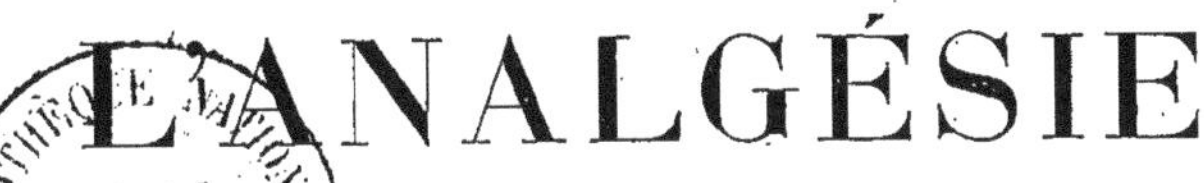

L'ANALGÉSIE

PAR

LES INJECTIONS SOUS-ARACHNOÏDIENNES DE COCAÏNE

APPLICATION A LA CHIRURGIE DES VOIES URINAIRES

PAR

Le Dr Eugène SALMON

ANCIEN EXTERNE DES HOPITAUX DE PARIS
MÉDAILLE DE BRONZE DE L'ASSISTANCE PUBLIQUE

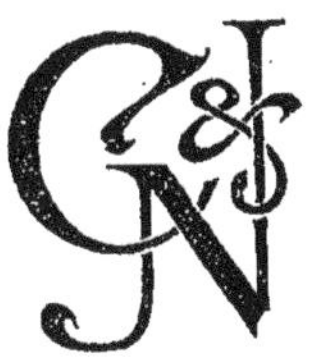

PARIS
GEORGES CARRÉ ET C. NAUD, ÉDITEURS
3, RUE RACINE, 3

1900

A LA MÉMOIRE DE MA CHÈRE MÈRE

MEIS ET AMICIS

A MON MAITRE

MONSIEUR TUFFIER

AGRÉGÉ DE LA FACULTÉ
CHIRURGIEN DE LARIBOISIÈRE

A MON PRÉSIDENT DE THÈSE

MONSIEUR LE PROFESSEUR TILLAUX

PROFESSEUR DE CLINIQUE CHIRURGICALE
CHIRURGIEN DE LA CHARITÉ
MEMBRE DE L'ACADÉMIE DE MÉDECINE
COMMANDEUR DE LA LÉGION D'HONNEUR

INTRODUCTION

C'est avec un vif regret que nous quittons ces hôpitaux de Paris où nous avons passé les meilleures années de notre existence. Là, en effet, nous avons eu le bonheur d'être l'élève de maîtres éminents auprès desquels nous avons toujours trouvé conseils instructifs et accueil bienveillant. Aussi sommes-nous heureux de pouvoir aujourd'hui leur exprimer toute notre sympathie.

Que notre maître le plus cher, M. Tuffier, nous permette de lui dire combien nous sommes fier d'avoir été son externe et d'avoir pu ainsi profiter de son enseignement si pratique et de l'exemple de sa merveilleuse dextérité opératoire. Personnellement nous tenons à lui témoigner notre profonde reconnaissance pour ses marques particulières d'extrême bonté. Nous lui en conserverons éternellement le souvenir. Enfin nous lui dédions ce travail dont il nous a inspiré l'idée et dont il nous a fourni les observations prises dans son service de Lariboisière.

M. le Dr Cuffer a été pour nous un guide bienveillant au début de nos études médicales, il nous a prodigué des conseils affectueux que nous n'oublierons jamais.

C'est à lui que nous devons d'avoir passé un an à l'hôpital Beaujon dans le service de M. Labbé et de M. Michaux qui nous ont toujours témoigné un bienveillant appui.

C'est avec les mêmes sentiments de profonde gratitude que nous remercions M. LANDRIEUX dont nous avons eu l'honneur d'être l'externe.

Nous nous souviendrons toujours des sages conseils que nous avons reçus de M. BAR à la maternité de Saint-Antoine, lorsque nous serons aux prises avec les difficultés de l'obstétrique. Nous sommes heureux de le remercier de son extrême bonté. Pendant cette même année nous avons eu le bonheur de rencontrer M. TISSIER, qui a été pour nous à la fois un maître et un ami. Nous ne saurions oublier les nombreuses preuves d'affectueux intérêt qu'il nous a données.

Nous avons terminé notre externat chez M. le Pr GRANCHER à la clinique des Enfants-Malades. Nous avons apprécié les hautes qualités du savant et du clinicien. Nous devons aussi des remerciements à M. MARFAN dont l'enseignement nous a été d'un secours si précieux.

Que MM. CUVILLIER et JACQUET reçoivent l'expression de notre gratitude pour leurs excellents conseils pendant cette même année.

M. MATHIEU a été pour nous un maître bienveillant et nous sommes heureux de lui témoigner notre sincère reconnaissance.

Nous assurons notre profonde sympathie à M. LETIENNE qui ne cesse de nous donner d'excellents conseils. Que notre ami le Dr DESFOSSES et notre excellent camarade R. BEAUCHANT, interne des hôpitaux, reçoivent l'assurance de notre profonde amitié.

Enfin nous remercions sincèrement M. le Pr TILLAUX qui a bien voulu accepter la présidence de notre thèse.

CHAPITRE I

HISTORIQUE

La question de l'anesthésie chirurgicale par la voie rachidienne est actuellement à l'ordre du jour. Depuis un an les nombreux travaux qui ont paru sur ce sujet tant en France qu'à l'étranger indiquent assez l'intérêt qu'a suscité la méthode et sa rapide extension.

Dans un article récent M. Tuffier a exposé l'historique de ce nouveau procédé d'anesthésie.

C'est Léonard Corning de New-York qui, en 1885, injecta le premier dans le canal rachidien une solution de cocaïne pour obtenir l'anesthésie du segment inférieur du corps. Les résultats obtenus avaient été satisfaisants et Corning proposait cette injection comme moyen d'analgésie chirurgicale. Ces faits n'eurent aucun retentissement : d'ailleurs Corning n'avait nullement précisé le *modus faciendi*. Il faisait des injections dans le canal rachidien et non dans les espaces sous-arachnoïdiens.

Quelques années plus tard, en 1891, Quincke pratiqua le ponction lombaire. Il évacuait de cette façon une certaine quantité de liquide céphalo-rachidien pour amener une décompression cérébro-médullaire. On ne tarda pas à constater au poin tde vue thérapeutique l'insuffisance de cette méthode, mais il resta néanmoins ce fait :

c'est que la ponction lombaire est une opération simple, facile et bénigne, ne faisant par elle-même courir aucun danger au malade. Les travaux de Sicard (février 1898) vinrent ensuite montrer que l'on pouvait injecter dans l'espace sous-arachnoïdien après ponction lombaire une solution médicamenteuse aseptique, et que celle-ci était parfaitement tolérée.

L'année suivante (avril 1899) Bier appliquait ces principes à la chirurgie. Ayant injecté une solution de cocaïne dans l'espace sous-arachnoïdien après ponction lombaire de Quincke, il put pratiquer successivement six opérations sur le membre inférieur, les malades étant complètement analgésiés. Des accidents assez sérieux, nausées, céphalalgie intense et persistante, lui firent suspendre momentanément cette méthode.

Seldowich reprenait les expériences de Bier et dans un travail paru en 1899 il rapportait les observations de quatre malades chez lesquels on avait pratiqué l'injection lombaire. Chez trois de ces opérés il notait des frissons, des vomissements, de la céphalée et une élévation de température.

Les travaux de Bier et de Seldowich ne furent pas très remarqués : le nombre de leurs observations était trop restreint pour qu'on pût se faire une idée exacte de la valeur du procédé, les accidents consécutifs observés dans presque tous les cas comportaient des réserves sur l'innocuité de la méthode, enfin la technique opératoire n'était nullement précisée.

En un mot, après les essais de ces deux auteurs, l'analgésie obtenue par l'injection lombaire de cocaïne apparaissait comme un fait scientifique très intéressant, mais dont l'application à la pratique courante semblait encore lointaine.

Si cette méthode a acquis actuellement une aussi grande importance en chirurgie, si on peut la comparer aux autres modes d'anesthésie et souvent même avec avantage, c'est à M. Tuffier qu'en revient tout l'honneur.

C'est le 3 novembre 1899 que le chirurgien de Lariboisière, qui ignorait d'ailleurs les travaux des auteurs précédents, entreprit pour la première fois d'appliquer les injections de cocaïne intra-lombaire à la chirurgie.

Il s'agissait d'un jeune homme atteint d'un ostéo-sarcome inopérable de l'os iliaque. Les douleurs étaient si vives que les injections de morphine ne pouvaient plus le calmer. M. Tuffier fit faire, après ponction lombaire de Quincke, une injection de 3 centimètres cubes d'une solution de cocaïne à 1 pour 100. Quelques minutes après l'injection, les douleurs avaient disparu, le malade recouvrait l'usage de ses membres et pouvait même se lever. L'anesthésie dura 2 heures, elle était absolue à la douleur et remontait jusqu'à l'ombilic. Les douleurs reparurent ensuite avec leur intensité, mais il restait démontré que pendant un laps de temps qui n'était pas moindre de 2 heures, c'est-à-dire un temps largement suffisant pour permettre une opération, « les régions superficielles ou profondes normales ou pathologiques restaient incomplètement insensibles ». Quelques jours après, le 9 novembre 1899, M. Tuffier enlevait un énorme sarcome récidivant de la cuisse sans que le malade éprouvât la moindre douleur. Encouragé par ces résultats, M. Tuffier pratiqua d'autres interventions et toujours avec un égal succès. Après quelques mois de recherches expérimentales et cliniques, il exposait, en s'appuyant sur 63 observations personnelles, la technique définitive à laquelle il s'était arrêté au mois de mai 1900.

Au congrès international de médecine au mois d'août de cette année, la nouvelle méthode fut l'objet d'une discussion qui n'eut peut-être pas toute l'ampleur désirable. M. Tuffier rapporta le résultat de 125 injections sous-arachnoïdiennes pour interventions chirurgicales. Il avait eu un seul cas de mort. Il s'agissait d'un malade mort asphyxique dans les heures qui ont suivi l'injection. L'autopsie démontra l'existence d'une insuffisance mitrale et d'une congestion des deux bases du poumon; le décès n'était donc pas imputable à la cocaïne. D'autres faits furent rapportés par Severeanu et Racoviceano-Pitisci de Bucarest.

Ces auteurs avaient obtenu l'anesthésie parfaite du segment inférieur du corps et n'avaient pas observé un seul accident qui pût mettre la vie du malade en danger.

Plus récemment des observations nouvelles ont été rapportées par Pousson, Chavannaz, Dumont, Bibot de Bruxelles, Legueu et Kendirdjy.

Dans tous ces cas, l'injection de cocaïne dans l'arachnoïde lombaire se montra efficace et d'une parfaite innocuité.

La nouvelle méthode d'anesthésie chirurgicale avait eu dès son apparition à subir une grave objection.

« L'anesthésie, disait-on, se limite au segment inférieur du corps. Elle ne trouve son application que sur les membres inférieurs, le périnée, les organes génitaux de l'homme et pour certaines opérations pratiquées dans le petit bassin; en aucun cas on ne pourra dépasser un plan transversal passant par l'ombilic ».

Les faits ont répondu en démontrant que l'anesthésie obtenue était suffisante pour pratiquer les opérations gynécologiques les plus graves par la voie vaginale ou abdominale. Bien plus, M. Tuffier, élargissant singulièrement le domaine de cette méthode, a montré qu'elle était applicable à toutes les opérations de chirurgie abdominale, y compris la chirurgie du foie, de l'estomac, du rein. Enfin une fois il a pu pratiquer l'ablation d'un sein sans que la malade accuse de douleur pendant l'opération. Aujourd'hui c'est à ce procédé d'analgésie qu'il a le plus souvent recours dans son service d'hôpital et même dans sa pratique personnelle, et il compte environ 300 observations sans avoir jamais eu à signaler un accident grave.

Dans ce travail, nous nous proposons d'étudier les résultats de l'anesthésie médullaire dans les opérations pratiquées sur les voies urinaires.

Nous aurons à rechercher d'abord si cette méthode permet d'obtenir une analgésie suffisante pour aborder chirurgicalement les divers segments de l'appareil urinaire; nous la comparerons ensuite à l'anesthésie générale et nous verrons si dans certains cas son emploi ne doit pas le faire préférer à cette dernière.

Nous essaierons de résoudre ces multiples questions en nous appuyant sur les résultats fournis par les 17 observations que nous allons rapporter.

CHAPITRE II

TECHNIQUE DE L'INJECTION SOUS-ARACHNOIDIENNE

Dans les 17 observations que nous étudierons, l'injection de cocaïne a toujours été pratiquée suivant le manuel opératoire que M. Tuffier a longuement décrit.

Seringue. — La seringue employée est la seringue de Pravaz stérilisable. L'aiguille est suffisamment longue pour traverser aisément les plans qui séparent la peau de l'espace sous-arachnoïdien et dont l'épaisseur est variable suivant que les sujets sont plus ou moins gras et musclés. Elle est en platine et facilement stérilisable et mesure 9 centimètres de long.

Son diamètre externe est de 11 dixièmes de millimètres, son diamètre interne de 8 dixièmes de millimètres. Elle est assez solide pour ne pas se tordre quand le chirurgien inexpérimenté heurte les lames vertébrales avant de pénétrer dans le canal rachidien.

Enfin sa portion piquante est taillée en biseau très court.

Solution de cocaïne. — La solution de chlorydrate de cocaïne est à 2 pour 100. Elle doit être stérile et préparée de fraîche date. M. Tuffier insiste beaucoup sur ce point, il pense que dans beaucoup de cas où l'analgésie était imparfaite et incomplète, l'insuccès était dû à l'emploi d'une solution de cocaïne de date ancienne.

La solution de chlorhydrate de cocaïne ne pouvant être portée à une température de 100° sans se décomposer, la stérilisation doit se faire par chauffages répétés suivant le procédé de Tyndall. On porte la solution à 80° dans un bain-marie pendant un quart d'heure, puis laissée à 38° ou 36° pendant trois heures ; on la reporte de nouveau à 80° dans le bain-marie, puis on la laisse refroidir à 38°. Cette opération répétée cinq ou six fois de suite assure seule la stérilisation parfaite du liquide sans altérer ses propriétés.

Pour pratiquer l'injection on procède de la façon suivante. Le malade est assis sur la table d'opération, les deux bras portés en avant. La région lombaire est aseptisée. Pour choisir l'espace où l'on va faire la piqûre, on réunit les crêtes iliaques par une ligne transversale qui passe au niveau de la quatrième vertèbre lombaire (apophyse épineuse).

C'est par l'espace sous-jacent que l'on va pénétrer dans le canal rachidien.

L'index gauche repérant l'apophyse épineuse on recommande au malade d'incliner fortement le tronc en avant.

On produit ainsi entre les lames de la vertèbre repérée et de la vertèbre sous-jacente un écartement qui atteint 1 centimètre et demi environ. A ce moment on saisit l'*aiguille seule* de la main droite et l'on pique à un centimètre environ à droite de la ligne épineuse, tout près du bord de l'index qui n'a pas quitté l'apophyse. L'aiguille doit être dirigée en haut et en dedans. Elle traverse ainsi successivement la peau, le tissu cellulaire sous-cutané, l'aponévrose lombaire, les muscles de la masse sacro-lombaire, l'aponévrose d'insertion du transverse et le carré des lombes ; elle pénètre dans l'espace interlamellaire, puis dans le canal rachidien après avoir traversé les ligaments jaunes. La traversée des ligaments jaunes s'accompagne d'une sensation de résistance toute spéciale qui cesse brusquement lorsque l'aiguille pénètre dans l'espace sous-arachnoïdien. On voit alors le liquide céphalo-rachidien s'écouler goutte à goutte par l'extrémité libre de l'aiguille. C'est seulement après l'écoulement de 12 à 15 gouttes, que l'injection doit être pratiquée.

La seringue est chargée d'un centimètre cube de la solution de cocaïne à 2 pour 100, elle est adaptée à l'aiguille et le piston est poussé très lentement : l'injection doit durer environ une minute.

L'injection terminée on retire rapidement l'aiguille, et on obture l'orifice avec du collodion.

Le malade est alors couché et on procède au lavage du champ opératoire.

Dans les observations que nous rapportons, les manœuvres précédentes se sont accomplies avec une grande facilité, mais il faut savoir que des difficultés peuvent survenir et on doit être prêt à les surmonter. Dans les cas de déviation de la colonne vertébrale, de scoliose par exemple, il peut être difficile de repérer la ligne épineuse ou de ponctionner entre deux lames dont les rapports normaux n'existent plus, quelques tâtonnements sont nécessaires pour pénétrer dans l'espace sous-arachnoïdien. Il peut arriver que l'aiguille soit arrêtée par un plan résistant, il s'agit d'une des deux lames, la supérieure le plus souvent, il ne faut pas insister, mais il faut retirer légèrement l'aiguille en arrière puis la repousser en avant après en avoir modifié légèrement la direction.

Comme le plus souvent on aura exagéré l'obliquité en haut et en dedans, il suffira de ramener légèrement la pointe de l'aiguille en bas et en dehors.

Au lieu du liquide céphalo-rachidien clair on peut voir s'écouler un liquide plus ou moins teinté de rouge. Le sang peut être pur ou mélangé à du liquide céphalo-rachidien; comme il est difficile de s'en assurer il faudra répéter la ponction et ne pratiquer l'injection que lorsqu'on aura vu sortir deux ou trois gouttes de liquide céphalo-rachidien pur.

Si après plusieurs tentatives on n'obtient pas l'issue du liquide céphalo-rachidien par l'aiguille, il faudrait enlever l'aiguille et ponctionner dans un autre espace.

Telle est dans son ensemble la technique qui a été suivie chez les malades dont il nous reste à rapporter les observations.

CHAPITRE III

OBSERVATIONS

Observation I

Calcul vésical.

Femme D..., 44 ans, couturière.

Entrée le 21 avril 1900, salle Elisa-Roy.

Opérée le 3 mai 1900.

Antécédents personnels. — Bien portante dans sa jeunesse. A eu un enfant à 25 ans. L'accouchement fut très pénible, on fit une application de forceps et le périnée ayant été déchiré ce n'est que 7 jours après l'accouchement qu'on en fit la suture.

Cinq jours après cette suture, la malade perd ses urines par une fistule vésico-vaginale. Elle est opérée par Verneuil en 1882 et sort de son service en 1884 guérie. Deux mois après sa sortie de l'hôpital la fistule réapparaît.

Dès que le besoin d'uriner se fait sentir elle éprouve des douleurs qui cessent après la miction.

Cet état persiste de 1884 à 1900.

En janvier 1900 les douleurs deviennent très intenses : le ventre se ballonne, la malade urine toutes les demi-heures; sur les conseils de son médecin elle prend du salol et la cystite s'amende.

Etat local. — Le vagin est presque complètement oblitéré, le liquide injecté par l'urètre ressort par l'urètre.

Opération le 3 mai 1900.

11 h. 20. — Injection sous-arachnoïdienne de 1 centimètre cube et demi de chlorhydrate de cocaïne à 2 pour 100.

11 h. 26. — Sensation de chaleur dans les membres inférieurs et le bassin.

11 h. 29. — Fourmillements dans les jambes. Analgésie. Sensibilité tactile seule conservée.

11 h. 48. — L'opération est terminée sans que la malade ait éprouvé la moindre sensation douloureuse. Durée 20 minutes.

En entrant dans la vessie avec le lithotriteur on rencontre un calcul.

On le prend dans l'instrument et on sent qu'il est impossible à mobiliser.

On fracture le col de la pierre et on s'aperçoit que la surface indurée du périnée se continue avec le calcul.

On fend ensuite l'urètre et on tombe sur une pierre grosse comme une noix adhérente au vagin obturé à ce niveau. Le calcul avait donc deux portions : l'une vésicale, l'autre vaginale, reliées entre elles par un pédicule.

On parvient avec peine à libérer la portion vaginale de ses adhérences et à l'extraire ; on extrait ensuite la portion vésicale par la fente urétrale.

On place trois points de suture sur la plaie et on laisse une sonde à demeure, l'ancienne fistule subsiste.

4 *mai*. — La malade a des maux de tête et des nausées.

Température 37°,2. Pouls 80.

5 *mai*. — Les troubles de la veille ont disparu.

10 *mai*. — Ablation des fils. On prescrit des lavages au nitrate d'argent.

15 *mai*. — La sonde est retirée. Depuis elle a de l'incontinence d'urine. Bon état général.

Observation II

Cancer du rein. Incision lombaire exploratrice.

Homme B..., 67 ans, laitier. Entré le 8 mai, salle Chassaignac. Opéré le 10 mai.

Antécédents personnels. — A 25 ans fièvre typhoïde.

Depuis l'âge de 47 ans a de la bronchite chronique.

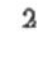

A 52 ans, présente pour la première fois des crises très douloureuses dans la région rénale gauche. Coliques néphrétiques durant 1 à 2 jours et suivies d'émission de graviers.

Depuis cette époque les mêmes crises se reproduisent 1 à 2 fois par an et se localisent parfois aussi au rein droit.

Il y a 5 mois zona intercostal gauche.

Jamais d'hématuries.

Le malade maigrit et se cachectise, il entre à l'hopital le 8 mai très affaibli, sans appétit et présentant une teinte jaune paille.

A l'examen du flanc droit on trouve une tumeur profonde, dure, mate, à la percussion semblant développée aux dépens du rein.

Elle affleure en haut aux fausses côtes et semble s'étendre en avant jusqu'au bord externe du grand droit. Elle est peu sensible à la palpation.

Cette tumeur du rein droit consécutive à de la lithiase aurait pu faire penser à de l'hydronéphrose. Mais l'état général paraît symptomatique d'une tumeur maligne.

Opération le 10 mai.

11 h. 30. — Injection d'un centimètre cube d'une solution de chlorhydrate de cocaïne à 2 pour 100.

11 h. 35. — Pouls 120. Fourmillements.

11 h. 38. — Engourdissements des membres inférieurs.

11 h. 40. — Quelques nausées, pas de vomissements.

11 h. 50. — Pouls 80.

L'analgésie de la région lombaire est obtenue au bout de 12 minutes.

Opération. — Incision de 10 centimètres transversale sous la 12e côte. Le rein est atteint. On trouve une masse dure rappelant par sa consistance un calcul rénal muriforme. Après examen plus complet on constate que cette tumeur est un squirrhe ligneux du rein. En atteignant le péritoine on le sent recouvert de granulations et semis qui sont des noyaux de généralisation cancéreuse.

Etant donnés ces signes de propagation on juge que toute extirpation est inutile et on referme la paroi, en laissant un drain dans la plaie.

Pendant toute la durée de l'opératiou le malade n'a ressenti aucune douleur.

Dans la journée, le malade n'a accusé aucun trouble particulier.

Pas de céphalée.

11 *mai*. — On retire le drain, il n'y a pas de suppuration.

15 *mai*. — Le malade reprend des forces.

17 *mai*. — Ablation des fils.

Fin mai. — Le malade part à la campagne.

Observation III

Fistule urétro-rectale. — Prostatite.

Homme, B..., 32 ans, employé. Entré le 19 juin, salle Chassaignac. Opéré le 3 juillet et le 28 juillet.

Blennorrhagie en 1891.

Deuxième blennorrhagie en 1896.

Gastro-entérite en 1899 : depuis rectite chronique, 3e blennorrhagie en juin 1899 au Tonkin.

Un mois après, abcès de la prostate opéré à Saïgon.

Presque au même moment inflammation du rectum dû à l'établissement d'une fistule recto-vésicale: des gaz passent fréquemment par l'urètre et l'urine suinte continuellement par le rectum.

Depuis 15 mois alternative d'amélioration et d'aggravation.

Depuis 4 mois les gaz cessent de passer par l'urètre, mais le malade a des crises de cystite, les urines sont troubles avec des traces d'albumine.

Le malade entre à l'hôpital le 19 juin pour se faire opérer. Le toucher rectal fait sentir une induration à 1 centimètre de la marge de l'anus, à la face antérieure du rectum où aboutit la fistule.

3 *juillet*. — *Opération.*

Injection de 1 centimètre cube de la solution de chlorhydrate de cocaïne à 2 pour 100. Au bout de 5 minutes fourmillements et engourdissements des membres inférieurs et du bassin. L'analgésie complète est obtenue exactement 8 minutes après l'injection.

L'opération dure 12 minutes sans qu'à aucun instant le malade accuse de la douleur. Il ne présente aucun trouble consécutif, ni céphalée, ni nausée, ni dilatation pupillaire.

Opération. — On fait une incision périrectale atteignant la prostate. On tombe sur une glande indurée et sur un trajet dirigé vers le rectum.

On draine la plaie mais on ne laisse pas de sonde à demeure. Quelques jours après peu d'amélioration et le malade urine à la fois par l'urètre, le périnée et le rectum. Cicatrisation rapide de la plaie périnéale.

28 *juillet.* — *Deuxième opération.*

11 h. 40. — Injection de 1 centimètre cube de la solution de cocaïne à 2 pour 100.

11 h. 44. — Fourmillements des membres inférieurs.

11 h. 47. — Analgésie complète, pas de vomissements ni de troubles consécutifs.

On dilate l'anus, on trouve une fistule située à 1 centimètre et demi au-dessus du sphincter anal, elle se dirige de bas en haut et en dedans; après l'avoir dénudée de haut en bas, on pénètre en prolongeant l'incision en avant et en haut en plein tissu prostatique qui contient des parties fongueuses. Curettage. Passage de quatre fils de catgut de haut en bas pour oblitérer complètement le trajet fistuleux. Sonde à demeure. Pansement intrarectal qu'on change tous les jours.

Observation IV

Prostatite.

Homme, Georges...., 33 ans, employé de commerce. Entré le 14 mai, salle Chassaignac.

Opéré le 15 mai.

Blennorrhagie à 20 ans qui persiste pendant 1 an et demi.

A 21 ans fistule à l'anus, on l'incise à l'hôpital Saint-Louis et en même temps on vide un abcès.

A 24 ans, blennorrhagie intense, à 26 ans, orchite gauche; la même année chancre induré soigné à l'hôpital du Midi, mais depuis n'a jamais eu d'accidents syphilitiques.

Il y a un an, le malade s'aperçoit que ses selles sont mélangées d'urine et que ses mictions se font en partie dans le rectum.

Depuis 2 mois, il éprouve une sensation de brûlure au périnée avec élancement, les douleurs augmentent et sont plus vives au moment des mictions, elles se propagent au rectum. Lorsqu'on presse sur le périnée on détermine une douleur aiguë : les urines sont troubles, floconneuses. L'état général est moins bon, le malade a maigri et présente de la fièvre chaque soir.

A la palpation la vessie n'est pas douloureuse, la prostate abordée par le périnée ou par le rectum est très sensible : au toucher rectal on constate une augmentation de volume du lobe gauche qui est mou et fluctuant.

Opération le 15 *mai.*

11 h. 26. — Injection sous-arachnoïdienne de 1 centimètre cube de la solution de chlorhydrate de cocaïne à 2 pour 100.

Pouls 80.

11 h. 28. — Fourmillements.

11 h. 32. — Fourmillements et engourdissements. Pouls 68.

11 h. 34. — Insensibilité complète. On peut commencer l'opération. Pas de nausées, pupilles normales.

Opération. — Incision curviligne de la taille prérectale : écartement du bulbe en avant, incision de l'aponévrose moyenne. On introduit un doigt dans le rectum après l'incision des plans profonds. On tombe sur une masse fibreuse, la sonde cannelée l'ouvre, il sort un flot énorme de pus verdâtre venant d'un abcès consécutif à la prostatite. Cet abcès siège à la partie inférieure de la vessie, au-dessus des vésicules séminales, la fistule fait communiquer la vessie, le rectum et l'abcès. Drainage. Durée de l'opération six minutes, le malade n'a pas accusé de sensation douloureuse.

Le soir de l'opération le malade présente un peu de céphalée.

20 *mai.* — La plaie suppure peu.

23 *mai.* — Douleurs vives dans la jambe droite. Phénomènes de phlébite.

10 *juin.* — La phlegmatia est presque terminée, mais la fistule vésico-rectale a reparu. Les urines passent constamment par son rectum au lieu de ne filtrer comme autrefois qu'au moment de la miction.

7 *novembre.* — Depuis son départ de l'hôpital le malade perd ses urines par le rectum et par la fistule périnéale, pendant la miction, plus abondamment par le rectum, goutte à goutte par le périnée. Le périnée est induré mais en appuyant par le toucher rectal on ne fait rien sourdre par la fistule.

Observation V (citée in *Thèse* de Cadol).

Cystoscopie.

Femme G..., 26 ans. Cystite tuberculeuse. Cystoscopie.

11 h. 55. — *Injection de deux centigrammes* 1/2 d'une solution de cocaïne à 1 pour 50 entre la 4e et la 5e vertèbres lombaires.

11 h. 58. — *Fourmillements dans les pieds.* Lavage de la vessie. Besoin d'uriner.

Midi. — Sensation de chaleur dans les pieds.

Midi 3. — Analgésie complète des pieds et des jambes. La malade pincée assez fortement aux cuisses n'éprouve qu'une très légère douleur.

Midi 5. — *L'analgésie est complète,* la malade n'éprouve plus que la sensation de contact. On introduit une certaine quantité de liquide dans la vessie, et la malade, qui a d'ordinaire une intolérance vésicale très prononcée, ne ressent pas le besoin d'uriner.

Midi 8. — Le cystoscope est introduit, aucune douleur, pouls 98.

Midi 12. — Nouveau lavage, la malade ne sent pas le passage de la sonde.

Midi 15. — Léger vomissement. Pas de céphalée ni de dilatation pupillaire.

Midi 20. — Efforts de vomissement. Tremblement dans les

membres inférieurs. Analgésie complète qui remonte jusqu'à l'ombilic.

Midi 30. — Frissonnement.

1 h. 20. — *Nausées. Miction sans douleur.*

1 h. 46. — Céphalée.

2 heures. — 2e *miction sans douleur.*

2 h. 7. — La sensibilité commence à revenir.

3 heures. — Frissons. Céphalée. Pas de température.

3 h. 2. — 3e *miction légèrement douloureuse.*

Il est clair que dans ce cas il y a eu des phénomènes de cocaïnisme. Qu'on se rappelle qu'il avait été administré 2 centigrammes 1/2 d'une solution de cocaïne à 1 pour 50.

Observation VI (Pratique personnelle de M. Tuffier).

Double tumeur (myome?) du bas-fond de la vessie. Taille sus-pubienne.

V..., 65 ans. Malade présentant des mictions pénibles et douloureuses. N'a jamais eu d'hématurie.

Opéré le 20 octobre 1900.

Injection sous-arachnoïdienne de 1 centimètre cube d'une solution de chlorhydrate de cocaïne à 2 pour 100. Injection facile, on pénètre du 1er coup dans le canal rachidien et on voit s'écouler quelques gouttes seulement de liquide céphalo-rachidien. Au bout de dix minutes exactement l'analgésie est suffisante pour commencer l'opération.

Taille sus-pubienne.

Après ouverture de la vessie on tombe sur une double tumeur occupant le bas-fond du réservoir. La plus grosse des deux tumeurs a le volume d'une noix, la plus petite celle d'une amande. Ces deux tumeurs ne sont pas pédiculées et on ne remarque pas de villosités à leur surface, énucléation et extraction facile.

On a une hémorragie assez considérable qui nécessite un tamponnement, entre les mèches on introduit un gros drain de caoutchouc qui ressort par l'angle inférieur de l'incision hypogastrique.

Sonde urétrale à demeure.

Sutures de la paroi vésicale au catgut, de la paroi abdominale aux crins.

Durée totale de l'opération : 20 minutes. Pendant tout ce temps l'analgésie a été absolument parfaite et le malade n'a éprouvé aucune douleur.

Observation VII

Calcul du bassinet et abcès de l'extrémité inférieure du rein. Néphrotomie.

M...., 32 ans, cordonnier. Entré le 4 novembre 1900, salle Chassaignac. Le malade se plaint de douleurs dans la région lombaire du côté droit. Il n'a jamais eu d'hématurie ni de pus dans ses urines. Bon état général. A la palpation bimanuelle on trouve dans le flanc droit profondément, une masse indolore, dure, assez volumineuse. On pense à de la périnéphrite tuberculeuse.

Opération le 27 novembre.

11 h. 20. — Piqûre entre la 4e et la 5e vertèbre lombaire. Il s'écoule environ 20 gouttes de liquide céphalo-rachidien.

11 h. 22. — On injecte 1 centimètre cube de chlorhydrate de cocaïne de la solution à 2 pour 100. Durée de l'injection, 2 minutes. Pouls 112.

11 h. 25. — Sensation de chaleur dans les deux jambes, on fait l'asepsie de la région lombaire et le malade sent le contact de la brosse.

11 h. 30. — Pouls 120.

11 h. 31. — Sensation d'engourdissement dans les jambes.

11 h. 33. — Pouls 130. La peau est moite. Le visage se couvre de sueur. Les pupilles sont normales.

11 h. 35. — Tremblement des jambes : on pince la région lombaire et le malade accuse de la douleur.

11 h. 36. — On commence l'opération. L'incision de la peau provoque une douleur assez vive, alors on refait une 2e injection de cocaïne.

11 h. 37. — (1 centimètre cube de la même solution).

11 h. 45. — On explore de nouveau l'incision de la peau, mais la sensibilité persiste.

11 h. 50. — On essaie de continuer l'opération et d'inciser les plans profonds, mais sans plus de succès, car le malade accuse encore de la douleur.

C'est alors qu'on donne du chloroforme. On découvre le rein et on trouve un calcul du volume d'une noisette dans le bassinet et un petit abcès siégeant à l'extrémité inférieure du rein.

Nous devons ajouter que ce malade présentait des signes très nets d'éthylisme (pituites, crampes, cauchemars).

Observation VIII

Fistule rénale. Curettage et drainage.

Femme Z..., 33 ans, ménagère. Entrée le 31 mai 1900, salle Elisa-Roy.

Opérée le 5 juin.

La malade fut opérée dans le service de M. le Dr Tuffier, le 27 avril 1899. On lui fit une néphrotomie pour des calculs du rein, une fistule persista par laquelle s'écoulait constamment du pus n'ayant aucune odeur urineuse.

Opération. — 5 juin.

11 h. 26. — Injection d'un centimètre cube de cocaïne à 2 pour 100. Pouls 80.

11 h. 35. — Sensation de chaleur et fourmillements dans les jambes. Pouls 90. Vomissements.

11 h. 40. — On veut commencer l'incision, mais la sensibilité existe encore dans la région lombaire, elle a complètement disparu dans les membres inférieurs.

11 h. 45. — On commence l'opération. L'analgésie au niveau du rein est complète. Pouls 100.

11 h. 58. — Fin de l'opération. Durée totale 32 minutes.

Température 36°,5.

Le soir T. 38°,6. Céphalée assez intense, pas de vomissements.

Opération. — La fistule est longue de 10 centimètres, elle se dirige obliquement vers l'ombilic, elle conduit à un clapier situé entre le rein et sa capsule adipeuse, le clapier est curetté, on trouve des fongosités et un petit calcul de la grosseur d'un pois.

6 *juin.* — T. 38°. Pouls 96. La malade a eu le matin des vomissements assez abondants muqueux.

Le pansement est changé, il est imprégné de sérosité sanguinolente sans odeur.

7 *juin.* — Pouls 96. T. 37°,8.

Dans la journée, la malade a encore eu un vomissement, mais la céphalée a disparu.

Observation IX

Bacillose rénale. Néphrotomie.

Femme D..., 44 ans, couturière.

Entrée le 15 juillet, salle Elisa-Roy.

Opérée le 28 juillet.

Antécédents personnels. — Pneumonie à 26 ans.

Pleurésie à 27 ans.

Réglée à 15 ans, règles abondantes, peu douloureuses. La malade a eu un enfant à l'âge de 19 ans, mort en bas-âge.

Pas de fausse couche.

En mai 1900, crise de pollakiurie ; la malade se lève souvent la nuit pour uriner, les mictions sont douloureuses, les urines sont très troubles et laissent un dépôt grisâtre. Hématurie en juin 1900.

L'examen cystoscopique détermine une intervention.

Opération le 28 juillet.

9 h. 55. Injection sous-arachnoïdienne d'un centimètre cube de cocaïne à 2 pour 100.

Pouls 90.

10 h. 04. — Fourmillements dans les jambes. Pouls 100.

10 h. 05. — Nausées.

10 h. 09. — Défécation inconsciente.

10 h. 12. — Pouls 90. On commence l'opération.

10 h. 14. — Les nausées ont disparu. On explore le rein sans douleur.

10 h. 35. — Fin de l'opération. Durée totale 23 minutes.

T. après l'opération 36°,6. Dans la journée céphalée, pas de dilatation pupillaire. Le soir T. 38°,2.

Opération. — Incision de 12 centimètres parallèle à la 12e côte. On trouve le rein parsemé de granulations blanches. En examinant de plus près on voit que ce rein, bien qu'il soit volumineux, est plutôt en dégénérescence graisseuse ou amyloïde que tuberculeuse. On explore le bassinet par une néphrotomie, on ne trouve rien de particulier.

Suture du rein au catgut.

Suture de la paroi abdominale aux crins.

Observation X (dispensaire)

Calcul vésical. Taille vaginale.

Femme C..., 56 ans. Entrée le 13 juin au dispensaire de la Cité du Midi.

Opérée le 16 juin.

10 heures du matin. — Injection sous-arachnoïdienne d'un centimètre cube de la solution de cocaïne à 2 pour 100.

Au bout de 5 minutes, exploration de la vessie qui est indolore.

L'opération est commencée 8 minutes après l'injection. Pouls 80.

Engourdissement des membres inférieurs.

Un coup de ciseau introduit par le méat sectionne le canal sur a plus grande partie du conduit ; on enlève le calcul.

Après l'opération, T. 36°,8.

Pouls 100.

Durée totale 15 minutes, pendant laquelle la malade n'a accusé aucune douleur.

Dans la journée céphalée assez intense, pas de nausées ni vomissements.

Pupilles normales.

Le soir 6 heures et demie, T. 38°.

Le lendemain la céphalée a disparu presque complètement et la malade n'éprouve aucun malaise.

Observation XI (Dispensaire)

Pyonéphrose. — Néphrectomie.

Femme Cl. B..., 43 ans. Entrée le 2 août au dispensaire de la Cité du Midi.

Opérée le 6 août.

Antécédents personnels. — Pas de maladie grave dans la jeunesse.

En 1894, fluxion de poitrine.

Réglée à 13 ans. Pas d'enfants, pas de fausse couche.

Le 22 janvier 1900, la malade est prise brusquement de frissons et de douleurs dans le côté gauche à forme de coliques. Les urines sont blanchâtres, épaisses. L'examen y fait constater de l'albumine.

Après cette crise, faiblesse générale, pas d'appétit et douleurs persistantes dans le côté gauche. Les urines sont toujours épaisses.

La malade qui pesait en ce moment 212 livres n'en pèse plus aujourd'hui que 156. On ne trouve rien du côté des organes génitaux.

A l'inspection, à la palpation, on trouve une grosse masse indurée occupant le côté gauche de l'abdomen paraissant séparée de la région splénique par une encoche.

Cette tumeur n'est pas mobile, elle occupe la région rénale, on s'en rend compte par le palper bimanuel ; les urines sont purulentes.

Opération le 6 août.

10 h. 25. — Injection intra-arachnoïdienne de 1 centimètre cube de cocaïne de la solution à 2 pour 100. Sensation de chaleur. Pouls 70.

10 h. 30. — Engourdissements et fourmillements dans les membres inférieurs. Pâleur de la face. Pupilles normales.

10 h. 35. — La région lombaire est encore sensible. Quelques nausées. Pouls 95.

10 h. 38. — Analgésie lombaire.

Durée totale 25 minutes. La malade n'a pas la moindre douleur. Quelques efforts de vomissements. Pouls 104. Température 36°,9. Céphalée dans la journée.

6 h. 1/2, *le soir*. — Température 37°,2. Pouls 80.

Opération. — Incision de 10 centimètres sur la 12e côte gauche, recherche directe du rein. On trouve du pus. — Le rein est transformé en une énorme masse bosselée remplie de pus. Néphrectomie sous-capsulaire. Drainage. 3 pinces à demeure, une sur l'artère rénale.

7 *août*. — Urines purulentes. Le céphalée a disparu, quelques nausées, pas de vomissements.

8 *août*. — Ablation de 2 pinces.

9 *août*. — Ablation de la 3e pince sur l'artère rénale. Bon état général, urines claires.

27 *août*. — On enlève le drain. Suites de l'opération normales.

Observation XII

Rein flottant. — Néphropexie. — Kyste chyleux du mésentère.

Homme, D..., Georges, 39 ans, bijoutier. Entré le 10 mai 1900, salle Chassaignac.

Antécédents personnels. — N'a fait aucune maladie antérieure. Depuis un an il maigrit par suite de fatigues.

Il y a 4 mois il souffrait la nuit de douleurs siègeant aux lombes. Ces douleurs cessaient lorsque le malade était dans la station verticale mais reparaissaient lorsqu'il se couchait.

Au bout de 8 jours il voit un médecin qui constate à la partie antérieure sous l'hypocondre gauche une tumeur arrondie un peu douloureuse qu'on peut déplacer jusqu'à l'ombilic. A partir de cette palpation la douleur n'existe plus dans le décubitus dorsal et apparaît au contraire dans la station verticale.

Le malade souffre moins en portant une ceinture qui évite tout ballottement à la tumeur.

Pas de troubles de la miction ni dans la nature des urines.

On diagnostique rein flottant.

Opération le 17 mai.

11 h. 30. — Injection sous-arachnoïdienne de 1 centimètre cube de la solution de chlorhydrate de cocaïne à 2 pour 100. Pas de fourmillements (le liquide a passé en arrière du piston de la seringue).

11 h. 48. — Deuxième piqûre de 1 centimètre cube de la même solution.

Pouls 90.

11 h. 55. — Fourmillements, engourdissements dans les membres inférieurs. Quelques nausées, légère dilatation pupillaire.

Midi. — L'analgésie lombaire est complète. On commence l'opération qui dure 18 minutes. Le malade a la sensation de contact, mais n'accuse aucune douleur.

Opération. — Incision de 10 centimètres de longueur à la partie inférieure et externe de la 12e côte. Le rein est amené par palpation extérieure de l'abdomen vers l'incision. Il est volumineux, on y passe 3 fils de catgut qu'on fixe à la partie inférieure de la 12e côte ; réunion totale aux crins.

Après l'opération, pouls 95, température 37°,4.

Céphalée assez vive dans la journée, pas de nausées, le soir température 37°,7.

18 *mai.* — Plus de céphalée, plus de nausées.

25 *mai.* — Ablation des fils, aucune suppuration.

A la palpation de l'abdomen on perçoit une tumeur du volume d'une orange, mobilisable, siégeant au-dessous de l'ombilic, mais susceptible d'être amenée dans le flanc gauche ou droit.

On décide une 2e intervention.

31 *mai*. — 10 h. 28. — Injection sous-arachnoïdienne de 1 centimètre cube de cocaïne à 2 pour 100.

10 h. 38. — Engourdissements sans fourmillements, sensation de chaleur dans les membres inférieurs.

Au bout de 13 minutes, l'analgésie est complète et cette fois, le malade n'accuse aucun trouble consécutif.

Pouls 96.

Opération. — Incision sur la ligne médiane de l'ombilic, à 4 centimètres au-dessous du pubis.

Écartement des faisceaux du droit antérieur. On trouve une tumeur arrondie du volume d'une grosse orange, pédiculée par sa partie inférieure (kyste chyleux du mésentère). Décortication du péritoine au ciseau et aux doigts autour de la tumeur. Le pédicule contenant les vaisseaux est incisé et lié. On ouvre la tumeur, il en sort une bouillie jaune pâle avec des petits grains jaunâtres crémeux, ligature de 3 veines.

Occlusion du mésentère.

11 heures. — Fin de l'opération. Quelques nausées.

Le malade dans un vomissement fait sortir quelques anses d'intestin grêle par la plaie.

Elles sont réduites, puis on suture les muscles, la paroi abdominale et la peau aux crins.

8 *juin*. — Ablation des fils.

18 *juin*. — La plaie est complètement fermée et le malade quitte l'hôpital en très bon état.

22 *juillet*. — Le malade revient montrer sa plaie abdominale qui est parfaite et sans aucune induration. Il a augmenté de 12 kilogrammes depuis sa sortie de l'hôpital.

Observation XIII

Hypospadias.

Homme, E..., 22 ans. Employé. Entré le 14 mars 1900, salle Chassaignac, lit n° 5.

Opéré le 20 mars.

Le malade a subi plusieurs interventions.

Novembre 1896. — 1re opération. Section des adhérences. Ouverture du canal.

Février 1897. — 2e opération. Formation artificielle du canal. 3 insuccès de 2 mois en 2 mois.

Février 1898. — Formation du canal par greffe épidermique laissant une fistule pour permettre la miction.

Août 1898. — On ferme la fistule. Après trois essais on parvient en février 1899 à la réduire considérablement.

Le malade rentre le 12 mars 1900.

On dilate son canal jusqu'à ce qu'on puisse passer le n° 15, puis on fait la suture de la fistule le 20 mars.

Opération. — 12 h. 5. — Injection de 1 centimètre cube de cocaïne à 2 pour 100.

12 h. 12. — Lourdeur et chaleur dans les jambes.

12 h. 14. — Commencement de l'opération. Sensation très faible, légers picotements au moment de l'incision. Pouls 85, légère pâleur de la face, sueurs, pupilles normales.

12 h. 16. — Mêmes sensations.

12 h. 17. — Dissection du trajet. Le malade a la sensation de contact mais n'éprouve aucune douleur quand on commence la suture.

12 h. 32. — Fin de l'opération. Durée totale, 17 minutes. Après l'opération, pouls 90.

Dans la journée céphalée légère, le soir T. 37°,5. Pouls 80.

21 *mars* 1900. — Les suites opératoires se passent normalement.

Observation XIV (citée in *Th.* de Nicolaenkoff).

Fistule vésicale. — Taille hypogastrique.

Homme âgé de 54 ans ayant une fistule vésicale est opéré le 3 novembre 1900.

11 h. 12. — Pouls 100.

11 h. 15. — La ponction lombaire donne issue à 25 gouttes de liquide clair qui sort rapidement.

11 h. 16. — La seringue remplie de 2 centimètres cubes de solution cocaïnée à 2 pour 100 est adaptée à l'aiguille et l'injection est poussée très lentement. La seringue fonctionnant mal, une partie de solution passe en arrière du piston et il n'est injecté que 1 centigramme ou 1^{cgr},5 de cocaïne.

11 h. 17. — L'injection est terminée.

11 h. 20. — Pas de fourmillements dans les jambes. Pouls 100.

11 h. 22. — L'ombilic est pincé sans provoquer de douleur. Le malade dit avoir les jambes engourdies.

11 h. 26. — Début de l'opération. L'analgésie est complète. Pouls 120.

11 h. 30. — Pouls 120. Le malade est calme, il respire bien, son visage est coloré, les pupilles sont normales.

11 h. 33. — On met le malade dans la position inclinée. Pouls 120.

11 h. 35. — Pouls 120.

11 h. 36. — Cautérisation du bas-fond de la vessie.

11 h. 37. — Le malade répond aux questions touchant l'évolution de sa maladie.

11 h. 39. — Le malade dit avoir chaud ; son visage est un peu couvert de sueur.

11 h. 42. — Le malade, indifférent à tout ce qui se passe, bâille à plusieurs reprises.

11 h. 45. — Nausées qui sont suivies d'un vomissement bilieux.

11 h. 47. — On met le malade dans la position horizontale.

11 h. 49. — Fin de l'opération. Pouls 120. Durée 23 minutes. L'analgésie remonte un peu au-dessus de l'ombilic.

Le jour de l'opération le malade a vomi encore une fois. Le soir la T. est 39,8. Le 4 novembre la T. 36,8-37,8. Le 5 novembre la T. 36,3. Le malade n'a pas eu de maux de tête. Le 6 novembre le malade ne présente rien d'anormal.

Observation XV

(Citée par Bibot, de Bruxelles.)

Hypertrophie de la prostate. Rétention d'urine. Cathétérisme impossible. Cystostomie sus-pubienne, procédé de Poncet, de Lyon.

J. G..., 68 ans.

Opération le 4 août 1900.

Injection de 3 centigrammes de cocaïne.

Insensibilité complète au bout de 10 minutes sans qu'il y ait eu ni fourmillement, ni nausée, ni malaise d'aucune sorte.

L'opération dure 15 minutes. Le malade n'a éprouvé aucune douleur.

La température s'est élevée 6 heures après l'opération à 38°,3 pour retomber bientôt à 37°,5.

Le pouls s'est maintenu à 130 le premier jour pour retomber à 74 le lendemain. Légère céphalée pendant 24 heures. Pas d'agitation.

Observation XVI

(Citée in *Journal de Médecine*, de Bordeaux, 4 février 1900, par Pousson et Chavannaz.)

Hypertrophie de la prostate. Prostatectomie sus-pubienne. Curettage et cautérisation de la vessie.

G..., Denis, 66 ans. Le 2 janvier 1900, après précautions antiseptiques, le malade étant placé dans le décubitus latéral droit, ponction sous-arachnoïdienne avec l'aiguille n° 2 de Dieulafoy en passant entre la 4e et la 5e lombaire. Il s'écoule à peine quelques gouttes de liquide céphalo-rachidien.

Injection à l'aide de la seringue de Luer de 0,015 milligrammes de chlorhydrate de cocaïne.

Quatorze minutes après l'injection, cystostomie. La douleur est vive au moment de l'incision cutanée; elle est encore marquée pendant la section aponévrotique, beaucoup moindre au moment de l'ouverture vésicale.

Le malade se plaint pendant toute l'opération, et particulièrement lors des sutures musculaires et des sutures cutanées.

Durée totale, 30 minutes.

Le malade n'a éprouvé ni céphalée, ni vertiges, il a conservé toute sa connaissance, la sensibilité à la piqûre au niveau des membres inférieurs n'a jamais disparu.

La température axillaire relevée 4 fois de 2 heures en 2 heures après l'opération s'est montrée égale à 36°, 37°, 37°,5, 37°,7.

Le lendemain 3 janvier à 8 heures du matin 38°.

Observation XVII

(Citée in *Journal de Médecine* de Bordeaux, 4 février 1900, par Pousson et Chavannaz.)

Tuberculose génito-urinaire. Cystostomie. Curettage et cautérisation de la vessie.

C..., 36 ans. Le 3 janvier 1900, ponction avec l'aiguille n° 2 de Dieulafoy, passant entre la 3e et la 4e lombaire.

Injection de 0,025 milligrammes de chlorhydrate de cocaïne : au bout de 6 minutes, sensation de soif. La sensibilité au toucher est conservée mais l'analgésie est complète au niveau de la verge. La sensibilité de la vessie à la distension n'est pas influencée : avant comme après l'injection, le réservoir vésical ne peut recevoir que 10 grammes. Des vomissements se montrent à la 12e minute et persistent pendant les 4 minutes suivantes, ils sont accompagnés de sueurs.

L'intervention est commencée 13 minutes après l'injection.

La section cutanée ne détermine aucune douleur.

La vessie un peu difficile à trouver en raison de son petit volume est incisée, puis curettée.

La muqueuse est cautérisée au thermocautère puis écouvillonnée à l'aide de compresses trempées dans une solution de cyanure de mercure.

Suture musculaire et cutanée.

Durée totale de l'opération : 30 minutes.

Les différents temps de celle-ci n'ont déterminé aucune espèce de douleur sauf les deux derniers points de suture de la peau.

La température axillaire prise de 2 heures en 2 heures après l'opération a donné les résultats suivants : 35°,8, 37°, 36°,6, 36°,8.

Outre les observations que nous rapportons ici en détail nous devons signaler d'autres cas opérés par M. Tuffier dans sa pratique personnelle dans lesquels la méthode a été suivie de succès. Ces interventions sont les suivantes :

Une néphrotomie ;

Une fistule vésicale ;

Deux lithotrities.

Ajoutons enfin, à ces cas, des observations dans lesquelles l'analgésie a été complète et citées par MM. Legueu et Kendirdjy dans un récent travail:

Abcès urineux ;

Urétrotomie interne ;

Fistule urétro-vaginale ;

Cystoscopie.

CHAPITRE IV

RÉSULTATS

Les observations qui viennent d'être rapportées donnent un total de 17 cas dans lesquels on eut recours à l'injection sous-arachnoïdienne de cocaïne. Les interventions qui furent pratiquées se décomposent de la manière suivante :

Opérations sur l'urètre, 1 ;

Opérations sur la prostate, 4 ;

Opérations sur la vessie, 6 ;

Opérations sur le rein, 6.

Disons immédiatement que seize fois le succès fut complet, dans deux cas la méthode subit un échec. Nous analyserons plus loin ces deux insuccès et nous en chercherons l'explication.

Chez presque tous nos malades la dose de cocaïne employée a été de deux centigrammes. Deux seulement (Obs. I et XV) ont reçu trois centigrammes. Chez deux autres malades, la dose a été portée à deux centigrammes et demi (Obs. V et XVII). Dans un seul cas (Obs. XIV) la dose a été réduite à un centigramme ou un centigramme et demi par suite du mauvais fonctionnement de la seringue. La solution employée était à 2 pour 100.

Dans les interventions pratiquées sur les voies urinaires tant sur la vessie et l'urètre que sur les reins, la dose de deux centigrammes s'est montrée presque toujours suffisante. Dans le seul cas où il y a eu un échec (Obs. VII) une nouvelle injection de deux centigrammes de cocaïne n'a pas amené un résultat meilleur que la première. Deux centigrammes semblent donc être la dose utile de cocaïne même lorsqu'on intervient sur des organes haut situés et il serait inutile et dangereux de la dépasser.

Les symptômes qui dans nos observations ont indiqué l'apparition de l'analgésie sont ceux qui ont déjà été signalés par les auteurs ; c'est-à-dire des sensations de fourmillements, d'engourdissement dans les membres inférieurs et le bassin ; quelquefois on a noté dans les mêmes régions des sensations de chaud ou de froid. L'analgésie a paru toujours débuter par les membres inférieurs, parfois par la vessie et remonter progressivement. Nous avons relevé avec soin à quel moment l'analgésie était suffisante pour que l'opération put être pratiquée : les chiffres que nous avons obtenus varient entre huit minutes et dix-neuf minutes (Obs. VIII). L'apparition de l'analgésie est variable avec chaque sujet ; la dose de cocaïne injectée semblait n'avoir aucune influence sur la rapidité du phénomène. L'analgésie était d'autant plus tardive que la région sur laquelle on opérait était plus haut située. Dans les interventions pratiquées sur la vessie et l'urètre l'analgésie était complète après neuf à dix minutes en moyenne. Il fallait attendre environ quatorze minutes avant de prendre le bistouri pour commencer une opération à la région lombaire.

Il aurait été intéressant de noter d'une façon exacte le moment précis où la sensibilité reparaissait particulièrement au niveau de la région lombaire, malheureusement nos observations nous renseignent peu à cet égard. Ce que l'on peut dire c'est que l'analgésie une fois obtenue a toujours été largement suffisante pour permettre d'achever l'opération. Il est vrai que l'opération a toujours été de courte durée, aucune n'ayant dépassé une demi-heure. Cependant il semble que pendant au moins une heure on puisse compter sur l'analgésie de la région lombaire. S'il est hors de doute que l'injection sous-arachnoïdienne de cocaïne puisse réaliser une analgésie suffisante pour permettre de pratiquer toutes les opérations sur le rein, nous devons maintenant nous demander dans quelle mesure on peut compter sur l'efficacité de cette méthode. L'examen des faits peut seul trancher la question. Sur les six observations que nous rapportons des diverses interventions pratiquées sur le rein il y a eu un échec (Obs. VII). Dans ce cas l'injection avait été pratiquée par M. Tuffier, lui-même, il y avait eu écoulement de liquide céphalo-rachidien, la solution de cocaïne ne pouvait être incriminée, bref aucune erreur de technique n'avait été commise. On ne pouvait donc invoquer qu'une disposition spéciale du sujet qui ne réagissait pas à la cocaïne, il faut ajouter qu'on constatait chez lui des signes non douteux d'éthylisme. Notons que chez ce malade une deuxième injection de deux centigrammes de cocaïne pratiquée quinze minutes après la première, n'avait donné aucun résultat. Ce fait est intéressant car il démontre que si l'analgésie n'est pas obtenue avec une première injection, il est rare qu'une seconde donne un résultat meilleur et on court le risque de provoquer gratuitement des signes d'intoxication.

Dans un autre cas (Obs. XVI) rapporté par MM. Pousson et Chavannaz l'analgésie fut incomplète et la sensilité à la piqûre ne disparut jamais au niveau des membres inférieurs. Mais ici l'échec vient nettement d'une erreur de technique. Ces auteurs avaient employé une solution de cocaïne stérilisée à l'autoclave ; or nous savons qu'au-dessus de 100 degrés la cocaïne se décompose et perd toutes ses propriétés. Il n'est donc pas étonnant que dans ces conditions l'injection soit restée sans effet.

Nous devons maintenant rechercher comment nos malades ont réagi à l'action de la cocaïne. Disons tout d'abord que chez les 17 malades dont nous avons rapporté l'observation il ne s'est jamais produit aucun accident ayant un caractère de gravité quelconque et ayant pu préoccuper en quoi que ce soit le chirurgien.

La céphalalgie a été l'accident le plus souvent noté. Elle s'est montrée 11 fois sur 17 observations. Elle apparaissait quelques heures après l'opération dans l'après-midi généralement ; le plus souvent elle avait disparu le lendemain matin, sauf dans un cas elle a été légère et facilement supportée par les malades.

Les nausées ont été observées chez neuf de nos malades. Elles survenaient en général quelques minutes après la piqûre, elles se prolongeaient le jour de l'opération et quelquefois même le lendemain. Dans quelques cas elles se sont accompagnées de vomissements, une fois pendant l'opération, dans les autres cas pendant les heures qui suivaient. Ces vomissements étaient muqueux ou bilieux ; ils étaient peu abondants, se répétaient à de longs intervalles. Ils ne se prolongeaient jamais au delà du deuxième jour.

Outre la céphalalgie et les vomissements nous trouvons signalées dans nos observations mais d'une façon assez inconstante, des sueurs, un peu de dilatation pupillaire, de la pâleur de la face. Ces troubles se présentaient surtout au moment de l'opération.

Dans un cas on a observé un frisson assez violent.

Dans un autre (Obs. IX), quatorze minutes après l'injection, on a noté une défécation involontaire, trouble qui relève évidemment d'une paralysie du sphincter au niveau de son centre médullaire sous l'influence de la cocaïne. C'est là un accident qui a été signalé à plusieurs reprises. Il sera bon pour l'éviter de constiper le malade dans les jours qui précèdent.

Quelles ont été les modifications observées du côté de la température et du pouls à la suite de l'injection de cocaïne. Lorsque la température était prise dans la première heure qui suivait l'opération, le thermomètre descendait ordinairement au-dessous de 37° à 36°,7, 36°,5.

Dans un cas (Obs. XVII) il descendit jusqu'à 35°,8.

Après une heure environ la température remontait, atteignait la normale, souvent même la dépassait le soir de l'opération. L'élévation de température qui existait assez souvent ne fut jamais bien considérable, en général le thermomètre se maintenait aux environs de 38°. La température maxima observée chez nos malades a été 38°,6 (Obs. VIII). L'élévation de température n'était pas persistante, le lendemain matin ou le lendemain soir au plus tard le thermomètre redescendait à la normale. Il faut chercher la cause de cette élévation de température dans une action de la cocaïne sur les centres thermiques, car elle se produit en l'absence de toute espèce d'infection opératoire.

En résumé, nous admettons qu'il y a hypothermie aussitôt après l'intervention et légère élévation de température le soir. Le pouls s'est accéléré quelques minutes après l'injection. Le plus souvent on a relevé 100, 110, 120 et jusqu'à 130 pulsations. Deux heures après l'opération il retombait à la normale.

Chez nos malades les fonctions vésicales ont paru peu troublées. La miction se produisait de 3 à 5 heures après l'opération ou au plus tard dans la nuit.

L'analyse des urines faites à plusieurs reprises semble n'avoir pas montré de modifications très appréciables.

Après l'opération on aurait noté dans quelques cas rares une minime albuminurie très fugace. Jamais la présence de sucre n'a été constatée. La quantité d'urée est toujours restée normale. Quelquefois on a signalé une légère augmentation de l'urée. Enfin les recherches cryoscopiques actuellement à l'étude n'ont pas encore donné des résultats positifs.

CHAPITRE V

AVANTAGES DE LA MÉTHODE

Nous basant sur les observations qui ont fait le sujet de notre thèse, et sur les divers travaux qui ont paru sur la question, nous allons chercher à mettre en lumière les avantages de la méthode, en particulier lorsqu'elle s'applique à la chirurgie des voies urinaires. Mais nous devons auparavant répondre aux diverses objections qu'a soulevé ce mode d'anesthésie.

Certains auteurs ont condamné les injections sous-arachnoïdiennes de cocaïne, prétendant que cette méthode exposait le malade à de sérieux dangers. Sans doute, au début, l'objection pouvait et devait être soutenue, à la suite des accidents assez sérieux rapportés par les premiers auteurs qui s'étaient occupés de la question. On sait aujourd'hui que ces accidents étaient dus à l'injection de trop fortes doses de cocaïne et depuis que la technique a été précisée, que l'on connaît la dose utile à injecter, on peut dire qu'ils se sont atténués dans une large mesure. Jusqu'à présent parmi tous les cas dans lesquels la cocaïne a été employée en injection sous-arachnoïdienne, il n'y a pas eu un seul décès et les accidents véritablement sérieux et pouvant inquiéter le chirurgien sont extrêmement rares. Si bien qu'à l'heure actuelle on peut dire que cette méthode est d'une grande bénignité et que par elle-même elle ne fait courir aucun risque au malade.

Une deuxième objection a été tirée de ce fait que les malades assistent à leur opération en pleine conscience ce qui ne laisserait pas d'avoir des inconvénients très sérieux. Cet argument a de la valeur mais il ne prouve rien contre la méthode. Sans doute lorsqu'on sera en présence de gens nerveux, impressionnables, si on doit opérer des enfants, l'anesthésie générale donnera plus de sécurité au chirurgien, mais ceci démontre seulement qu'il y a toute une catégorie de malades qui ne pourront bénéficier de ce mode d'anesthésie. M.Tuffier insiste bien sur ce point.

Il est d'ailleurs un fait certain, c'est qu'il suffit d'avoir assisté à plusieurs interventions pratiquées avec anesthésie lombaire pour se rendre compte que la très grande majorité des malades, après un moment d'émoi, conservent pendant toute la durée de l'opération une sérénité parfaite. On pourra néanmoins toujours discuter sur l'emploi de la cocaïne dans les grandes opérations abdominales et gynécologiques qui se pratiquent dans la position déclive. D'autant plus que la contraction musculaire étant conservée et les vomissements à craindre, il peut en résulter de sérieuses difficultés au point de vue opératoire. Nous croyons que ces réserves n'ont pas leur raison d'être dans les opérations qui se pratiquent sur les voies urinaires. Ici en effet les malades conservent une position naturelle ; la plupart du temps la cavité péritonéale n'est pas ouverte et aucun des inconvénients précédents n'est à redouter.

La troisième objection que l'on peut faire à la méthode, et plus spécialement à son application à la chirurgie des voies urinaires, consiste à nier la possibilité d'obtenir d'une façon certaine l'analgésie dans les opérations pratiquées au-dessus de l'ombilic.

Dans un travail récent MM. Legueu et Kendirdjy, d'ailleurs partisans déclarés de l'anesthésie médullaire, disaient : « Au point de vue pratique on peut dire que la limite supérieure de l'anesthésie dans les injections de cocaïne par voie lombaire est un plan transversal passant par l'ombilic. Elle peut bien remonter au-dessus de ce plan mais, outre que le fait est loin d'être constant, l'anesthésie dans les régions supérieures n'est pas durable puisque la sensibilité reparaît de haut en bas ». Si ces conclusions étaient exactes, ce serait seulement à la chirurgie des voies urinaires inférieures que la méthode pourrait s'appliquer, quant à la chirurgie rénale, il faudrait totalement l'écarter. Nous croyons que les observations que nous avons rapportées répondent suffisamment à cette objection. Sur six interventions pratiquées sur le rein, il y a eu un seul échec chez un individu qui présentait des signes d'alcoolisme. Dans les cinq autres cas l'opération s'est passée sous l'analgésie la plus parfaite. Sans doute d'un si petit nombre de cas on ne peut déduire rien de précis.

Beaucoup d'observations seront encore nécessaires pour établir la proportion des échecs et des succès. On rencontrera des sujets chez lesquels la cocaïne ne produira pas ses effets habituels soit parce que leur excitabilité médullaire est exagérée, qu'ils soient hystériques ou alcooliques, soit pour toute autre cause qui nous échappe à l'heure actuelle. Il n'en est pas moins vrai qu'avec la dose habituelle de cocaïne, c'est-à-dire 2 centigrammes, on pourra dans la très grande majorité des cas compter sur une analgésie suffisante pour pratiquer toutes les opérations sur l'appareil urinaire.

Au cas d'un échec avec la cocaïne, on peut administrer immédiatement un anesthésique général, chloroforme ou éther. M. Tuffier a même observé qu'ayant dû plusieurs fois au début de ses expériences recourir à l'éthérisation, il y avait une diminution de la période d'agitation, de malaise et d'anxiété qui marque en général le début de l'anesthésie par l'éther.

Nous avons vu qu'aucun des arguments invoqués contre l'anesthésie lombaire ne restait sans réponse, nous allons montrer les avantages incontestables que présente cette méthode.

D'abord le malade conserve toute sa conscience ; si cela constitue un inconvénient, c'est aussi bien souvent un avantage appréciable. Que de malades répugnent à une opération uniquement par la crainte qu'ils ont du chloroforme ou de l'éther.

L'opéré est rapporté dans son lit calme et tranquille. Il n'a pas cette période de malaises extrêmes qui suit l'administration du chloroforme, ces vomissements si fréquents qui constituent un symptôme si pénible. Avant et après l'opération il peut manger. Il passe une journée plus calme et les accidents qu'il peut présenter, la céphalalgie, l'état nauséeux et les vomissements, ne sont pas comparables à ceux qui suivent l'anesthésie générale. MM. Legueu et Kendirdjy ont bien insisté sur ces faits. « Rien ne prouve mieux à ce point de vue, disent-ils, la supériorité de l'anesthésie lombaire que la facilité avec laquelle elle est non seulement acceptée, mais réclamée, exigée par certains malades qui ont vu leurs voisins de lit revenir de la salle d'opération tranquilles et conscients.

« Nous avons eu à plusieurs reprises de vraies difficultés à persuader à des malades qui avaient à être opérés sur le thorax ou sur le cou que leur affection ne nous permettait pas de recourir à cette méthode. Nous avons vu par contre des malades d'abord réfractaires à cette anesthésie, sortir de l'opération absolument heureux et quelques-uns qui avaient déjà été endormis avec le chloroforme ont tous été d'accord pour vanter les avantages de l'anesthésie lombaire ». Invoquerons-nous encore au bénéfice de la méthode, l'opération simplifiée et comme durée et comme assistance ?

Si les cas de mort sur la table d'opération au cours de l'anesthésie générale par le chloroforme ou l'éther peuvent être considérés comme tout à fait exceptionnels il n'en reste pas moins vrai que ces anesthésiques, par la perturbation qu'ils apportent dans l'organisme, peuvent influencer d'une façon très fâcheuse les suites opératoires.

Dans l'anesthésie par l'injection sous-arachnoïdienne de cocaïne on ne fait entrer en jeu qu'une très faible quantité de poison qui s'élimine ensuite très rapidement et avec *restitutio ad integrum* de l'organe qu'il a imprégné. L'action nocive des anesthésiques généraux au contraire persiste encore longtemps après leur administration par suite des troubles profonds qu'ils ont apportés dans la nutrition, troubles qui peuvent se traduire par des altérations des grands appareils : système nerveux, cœur, poumon, foie, reins. Nous nous arrêterons seulement sur les modifications de ce dernier organe, car nous pourrons en tirer des conclusions intéressant plus spécialement notre sujet. L'administration du chloroforme est souvent suivie d'albuminurie, elle peut s'accompagner de cylindrurie et devenir le point de départ de lésions importantes. Anatomiquement on constate une dégénérescence graisseuse plus ou moins complète de l'épithélium, une tuméfaction trouble de l'épithélium rénal avec exsudation d'albumine dans les capsules du Bowman, desquamation des cellules épithéliales et phénomènes de nécrose de quelques-unes d'entre elles ; hyperémie vasculaire et petite hémorragie en divers points.

L'éther paraît aussi exercer une influence défavorable sur le rein. Des expériences récentes de Kemp (*New-York Medical Journal,* 1899) il résulte que l'éther produit une contracture spéciale des artérioles du rein, ce qui en conséquence altère les cellules sécrétantes, altération analogue à celle que l'on constate après ligature de l'artère rénale. Le rein se contracte, sa sécrétion diminue, il se produit de l'albuminurie et finalement l'urine se supprime. L'auteur conclut que l'usage de l'éther est contre-indiqué lorsque le rein est malade, surtout lorsqu'il y a une tendance à l'œdème pulmonaire.

De tout cela il semble donc résulter que le chloroforme et l'éther exercent sur le rein une influence nocive que la cocaïne en injection lombaire ne présente certainement pas. Lors donc que l'on aura à pratiquer une intervention sur un rein, ce qui suppose que le pouvoir éliminateur de ce dernier est tout au moins compromis, il y aura avantage à employer la cocaïne qui ne causera du côté du rein sain qu'un minimum de troubles et lui permettra ainsi de suppléer le rein malade.

CHAPITRE VI

INDICATIONS ET CONTRE-INDICATIONS

Arrivé au terme de notre travail nous devons en préciser le but. Sans doute nous n'avons pas voulu démontrer que pour tous les cas de chirurgie urinaire l'anesthésie cérébro-spinale doit céder le pas à l'anesthésie par la cocaïne en injection sous-arachnoïdienne. Nous apportons trop peu d'observations, la méthode est encore trop à ses débuts pour qu'une telle conclusion ne semble encore bien prématurée. Nous avons seulement voulu montrer que dans des cas où l'anesthésie générale peut être contre-indiquée, ou que pour une raison ou pour une autre on ne puisse l'appliquer, nous avons en notre possession une méthode simple, efficace, bénigne qui peut lui être substituée.

Nous croyons que la méthode trouvera son indication chez les sujets atteints de maladies des poumons, du cœur et des gros vaisseaux.

Dans les cachexies, les intoxications chez les obèses et d'une façon générale dans tous les cas où la nutrition est profondément troublée, on aura bénéfice à employer l'anesthésie médullaire.

Dans les opérations sur les reins, lorsque ces derniers seront le siège d'altérations pathologiques, l'anesthésie médullaire est formellement indiquée, car elle sauvegarde les fonctions éliminatrices du rein non malade.

Par contre, chez les enfants, les individus pusillanimes, chez les nerveux et les alcooliques, la cocaïne en injection lombaire est contre-indiquée, car elle donne des résultats moins certains et moins satisfaisants que l'anesthésie générale.

CONCLUSIONS

1° On peut obtenir une analgésie parfaite à l'aide des injections sous-arachnoïdiennes de cocaïne dans toutes les opérations qui se pratiquent sur l'appareil urinaire supérieur et inférieur;

2° Une injection de deux centigrammes de cocaïne est suffisante. Il ne faut pas dépasser cette dose. La solution à employer doit être à 2 pour 100;

3° Cette méthode est facile, efficace, elle ne fait courir aucun danger au malade;

4° Elle est particulièrement indiquée dans les opérations pratiquées sur le rein, car la cocaïne n'a pas, comme les anesthésiques généraux, de retentissement fâcheux sur le filtre rénal.

Elle est indiquée également dans les cas où le chloroforme et l'éther peuvent présenter quelques dangers, chez les cardiaques, les bronchitiques, les emphysémateux, chez les artério-scléreux;

5° Elle est contre-indiquée chez les enfants, les hystériques, les alcooliques.

BIBLIOGRAPHIE

CORNING. — Spinal Anœsthesia and local Medication of the Cord. *New-York Medical Journal,* 1885, vol. XLII.

QUINCKE. — Die Lumbalpunction des Hydrocephalus. *Berlin. Klin. Wochensch.,* 1891.

JABOULAY. — Drainage de l'espace sous-arachnoïdien. *Lyon médical,* 15 mai 1898.

SICARD (Ath.). — La ponction lombaire. *La Presse médicale,* n° 97, 1899.

— Les injections sous-arachnoïdiennes. *Thèse,* Paris, 1900.

BIER. — Ueber Cocainisirung des Rückenmarks. *Deut. Zeitsch. f. Chir.,* t. LI, 1899.

SELDOWICH. — *Vratch,* 8 janvier 1900.

CADOL. — L'anesthésie par les injections sous l'arachnoïde lombaire. *Thèse,* Paris, 1900.

POUSSON et CHAVANNAZ. — Trois cas d'injection sous-arachnoïdienne de cocaïne. *Journal de médecine de Bordeaux,* XXX, 1900.

SCHIANI. — Cocaïnisation de la moelle. *Sem. méd.,* n° 11, 1900.

JONNESCO. — Quatre cas d'analgésie par injection de cocaïne dans le sac lombaire. *Bull. et Mém. de chirurgie de Bukarest,* II, 1900.

SEVEREANO. — *Congrès de méd.,* 1900. Séance du 3 août.

RACOVICEANO-PITISCI. — *Congrès de médecine,* 1900, séance du 3 août

BIBOT. — Un nouveau procédé d'anesthésie chirurgicale, Paris, 1900.

LEGUEU et KENDIRDJY. — De l'anesthésie par l'injection lombaire intra-rachidienne de cocaïne et d'eucaïne. *La Presse médicale,* n° 89, 1900.

TUFFIER. — Analgésie chirg. par l'inj. sous-arachnoïdienne lombaire de cocaïne. *Société de biologie,* 11 novembre 1899.

— *La Presse méd.,* n° 91, 1899.

— *La Semaine méd.,* n° 21, 1900.

— L'anesthésie médullaire en gynécologie. *Revue de gynécol.,* t. IV, 1900.

— De l'anesthésie médullaire par injection de cocaïne sous l'arachnoïde lombaire, XIIIe *Cong. intern. de méd.,* 1900.

— Un mot d'histoire à propos de l'analgésie par voie rachidienne. *La Presse méd.,* n° 92, 1900.

TUFFIER et HALLION. — *Soc. de biol.,* 1900, 4 nov.

TUFFIER. — L'analgésie chirurgicale par voie rachidienne.

NICOLAENKOFF. — L'Anesthésie par la cocaïnisation de la moelle (*Thèse,* Paris, nov. 1900).

TABLE DES MATIÈRES

CHARTRES. — IMPRIMERIE DURAND, RUE FULBERT.

www.ingramcontent.com/pod-product-compliance
Ingram Content Group UK Ltd.
Pitfield, Milton Keynes, MK11 3LW, UK
UKHW020437180726
13839UKWH00004B/1542